RECUEIL

D'OPÉRATIONS CHIRURGICALES

PRATIQUÉES SUR DES

SUJETS MAGNÉTISÉS.

PAR

A. LOYSEL,

Docteur en Médecine, à Cherbourg.

Neque enim numerandæ sunt, sed perpendendæ....observationes.
(MORGAGNI.)

CHERBOURG,

Typ. de BEAUFORT ET LECAUF, *rue Quai-du-Bassin*, 9.

RECUEIL

D'OPÉRATIONS CHIRURGICALES

PRATIQUÉES SUR DES

SUJETS MAGNÉTISÉS.

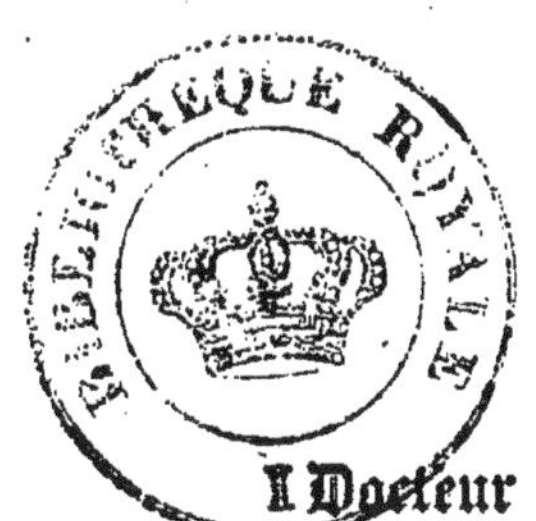

PAR

A. LOYSEL,

Docteur en Médecine, à Cherbourg.

Neque enim numerandæ sunt, sed perpendendæ.... observationes.
(MORGAGNI.)

CHERBOURG,

Typ. de BEAUFORT ET LECAUF, *rue Quai-du-Bassin*, 9.

1846

I OBSERVATION.

AMPUTATION DE LA JAMBE. — INSENSIBILITÉ. — GUÉRISON.

Mademoiselle Marie D'Albanel, âgée de treize ans, née de parents bien portants, d'un tempérament lymphatico-nerveux, d'une faible constitution, me fit appeler, au mois de décembre 1841, pour une tumeur blanche du pied droit.

Dans son enfance, la jeune malade a été sujette à des éruptions au cuir chevelu. A dix-huit mois, les jambes se sont fléchies, le tibia et le péroné se sont gonflés à leurs extrémités et ont subi, dans leur diaphyse, une courbure à convexité externe. Vers l'âge de quatre ans, les courbures osseuses se sont graduellement effacées.

La santé s'est conservée intacte de quatre à treize ans. A cette époque, Mademoiselle D'Albanel, en marchant, glissa sur le pavé; une entorse en fut le résultat. Peu à peu, le pied augmenta de volume, des élancements s'y firent sentir, la marche devint pénible. Un médecin fit alors appliquer sur le siége du mal douze sangsues et des cataplasmes qui ne produisirent aucune amélioration.

Peu de temps après, une petite tumeur rougeâtre, non circonscrite, se dessina sur la partie antérieure et externe du calcanéum. Bientôt elle s'ouvrit et laissa écouler un liquide purulent qui depuis n'a cessé de paraître. Quatre mois plus tard, et sept mois après le début de l'affection, ayant été consulté, je notai ce qui suit :

État local. Déviation du pied, face plantaire un peu tournée en dedans. — Augmentation dans le volume du pied, due au gonflement du calcanéum. Au tiers antérieur de cet os existe, en dehors, un conduit fistuleux déprimé, donnant issue à de la matière séro-purulente, peu abondante, d'une odeur fade. Un stylet, introduit dans l'orifice fistuleux, pénètre à la profondeur d'un centimètre et demi, et s'arrête, en crépitant, sur une surface dure, raboteuse. L'exploration de l'os effraie la malade; elle pleure, en accusant une sensation de cuisson. Jour et nuit, des douleurs sourdes se manifestent par intervalles. La marche devient de plus en plus pénible.

État général. Embonpoint médiocre, sentiment de faiblesse, chairs peu consistantes. Décoloration de la peau, joues rosées au centre, paupières épaisses, aîles du nez saillantes. Appétit peu développé, digestions souvent lentes, difficiles, parfois accompagnées, après le repas, de tension épigastrique. Pouls faible, facile à déprimer, peu fréquent, régulier. Palpitations pendant la marche ou en montant les degrés d'un escalier; murmure des artères. Céphalalgie intermittente, étourdissements, bourdonnements d'oreille. Rien de bien notable d'ailleurs.

Prescription : Vésicatoires volants à la surface externe du pied, repos de la partie affectée. A l'intérieur, carbonate de fer, tisane au houblon; viandes noires grillées, rôties, vin pur ou coupé avec de l'eau.

Deux mois et demi après ce traitement, l'état de chloro-anémie disparaît graduellement. Les joues prennent une teinte vermeille, l'embonpoint revient, le murmure artériel s'évanouit;

néanmoins l'état du pied ne s'améliore pas. Deux ouvertures se font jour à la partie interne et donnent issue à une matière grisâtre, ténue, mêlée de flocons albumineux. Un stylet, introduit dans les ouvertures fistuleuses récentes, arrive à la face externe et inférieure du calcanéum, à la réunion du quart antérieur avec les trois quarts postérieurs.

Selon l'état du pied, les émollients, les révulsifs, les pommades résolutives et astringentes, les injections balsamiques, iodées et caustiques sont tour à tour employés, et toujours sans succès.

A divers intervalles, les ferrugineux sont interrompus. Au commencement de l'année 1843, le fluide cataménial paraît pour la première fois; les préparations martiales sont dès lors abandonnées et remplacées, à l'intérieur, par les préparations d'iode.

Au mois d'août 1844, deux nouveaux conduits fistuleux apparaissent à la partie interne du pied. Leur ouverture à l'extérieur est précédée d'élancements, de douleurs nocturnes, d'un agacement indéfinissable. De ce moment, le pied ne peut être posé à terre sans de vives souffrances.

Vers le mois de janvier 1845, les douleurs du pied, qui jusqu'alors ont été supportables, prennent un nouveau degré d'exaspération. Rarement le sommeil est paisible, la première moitié de la nuit se passe au milieu d'une agitation continuelle ; à l'approche du jour, la fatigue, l'accablement sont suivis de quelques instants de repos.

L'insomnie, les douleurs incessantes, l'abondance de la suppuration notablement augmentée, portent une atteinte générale à la santé. L'appétit diminue, l'amaigrissement reparait; tous les symptômes de l'anémie deviennent de jour en jour plus prononcés. Le moral s'affecte; à la gaîté habituelle succède un découragement profond.

Au mois de février, cette jeune fille timide, craintive, fatiguée de traitemens inutiles, demande elle-même l'amputation qui depuis longtemps lui a été vainement proposée. Mais elle redoute ce moyen extrême et semble vouloir l'ajourner indéfiniment.

A cette époque, M. Arsène Delente me fait assister à plusieurs expériences magnétiques. J'observe, comme phénomène principal, l'abolition partielle ou générale de la sensibilité. Frappé de ces résultats, et surtout de leur fréquence, je songe à les utiliser en faveur de la jeune malade, et, dès les premiers jours d'avril, je la fais magnétiser.

Pendant un mois, plusieurs magnétiseurs se succèdent et n'obtiennent qu'un sommeil léger. Jusqu'au dix mai, la magnétisation se fait irrégulièrement. A cette époque, elle est régulièrement pratiquée par M. L. Durand qui, à la neuvième séance, développe les premiers effets du somnambulisme. Ceux-ci consistent d'abord dans l'occlusion complète des paupières, un malaise indéfinissable, quelques mouvements nerveux, la faculté de parler, et au réveil l'absence de tout souvenir. Malgré les efforts du magnétiseur, dirigés uniquement dans le but d'obtenir l'insensibilité, elle ne commence à se montrer qu'à la cinquante-huitième séance, le mercredi, dix-huit juin. Depuis lors, elle s'est accrue progressivement, mais très-lentement. Elle est d'autant plus faible qu'elle est essayée sur des points plus éloignés de la tête. Elle ne devient complète et absolue que le vingt-trois septembre, à la cent-soixante-deuxième magnétisation. On peut alors, à l'aide d'une aiguille, traverser les membres sans provoquer la plus légère douleur. Deux de mes confrères, et nombre d'autres personnes, ont été témoins de ce fait.

Les premiers effets de la magnétisation sont dignes d'attention. Le sommeil, depuis long-temps interrompu, reparaît ; chaque soir, la malade endormie, en deux ou trois minutes, par M L. Durand, son magnétiseur, se réveille plus calme le matin. Les douleurs du pied se font ressentir avec moins de violence. L'amaigrissement cesse, l'appétit revient. Un autre phénomène remarquable, et qui s'est montré d'une manière constante, c'est l'accroissement excessif de la transpiration aux extrémités thoraciques; les mains ruissellent de sueur.

L'amélioration consécutive à l'usage du magnétisme ne fut pas de longue durée. Quatre mois plus tard, les douleurs du pied reparaissent aussi vives qu'auparavant, excepté pendant les nuits qui sont toujours calmes. La suppuration devient plus abondante, l'amaigrissement fait des progrès, et de nouveau, la malade épuisée, réclame l'amputation.

L'opération est fixée au jeudi, deux octobre. Il est convenu que ni Mademoiselle D'Albanel, ni ses parents, n'en seront instruits.

Le trente septembre et le premier octobre, la malade, assise sur une table, la face tournée au midi, la tête légèrement inclinée vers son magnétiseur, est endormie du sommeil magnétique. La jambe est traversée par un stylet, l'artère crurale comprimée du doigt, et le pied maintenu dans la position qu'il doit occuper au jour de l'opération. Une demi-heure après, la malade est transportée dans son lit où elle est réveillée. Ces préliminaires furent jugés nécessaires, pour prévenir, après l'opération, les dangers d'une trop vive émotion.

Le deux octobre, la malade est assise et endormie, à onze heures et demie, comme les jours précédents. Pendant une demi-heure, on s'occupe, en sa présence, des préparatifs de l'opération. En ce moment, le pouls est à 96-100 par minute, la respiration à 18.

A midi, on enfonce un stylet dans la jambe pour s'assurer que l'insensibilité est complète. Après quelques nouvelles passes magnétiques, M. L. Durand place sa main entre les mains de la malade, laissées libres d'ailleurs, et nous avertit que nous pouvons, avec une entière sécurité, procéder à l'opération qui fut pratiquée, à midi et demi, de la manière suivante :

A deux centimètres environ au-dessus des malléoles, incision circulaire de la peau. Ensuite, deux autres incisions perpendiculaires à la première. Dissection des lambeaux qui sont relevés à l'instar d'une manchette.

Ce premier temps de l'opération se passe au milieu d'un profond silence. L'attention des assistants se porte alternativement de l'opérateur à la patiente dont la physionomie reste calme, impassible. Rien dans l'attitude et l'aspect de la malade ne peut faire soupçonner ce qui vient d'être fait.

Les lambeaux relevés, le couteau est porté sur la face externe du péroné; puis ayant divisé les chairs, il est ramené en avant et introduit dans l'espace inter-osseux où il incise les chairs qui recouvrent la face interne du tibia. Dirigé ensuite sous le membre, l'instrument est ramené de la face externe du péroné à la face interne du tibia, et le 8 en chiffre est bientôt complété. Introduction immédiate de la compresse à trois chefs.

Pendant ce second temps, la malade semble sortir du sommeil, sans néanmoins cesser de sommeiller; un entretien suivi s'établit à voix basse entre elle et son magnétiseur; deux fois elle sourit en prononçant quelques paroles empreintes d'une aimable gaîté, provoquées par son magnétiseur. L'attitude est toujours la même et les membres sont aussi immobiles que si l'on opérait sur un cadavre.

Le périoste est alors incisé, la scie portée obliquement sur la crête du tibia d'abord et sa face interne ensuite. Reportée perpendiculairement sur les os, elle en opère la section.

Dans ce troisième temps, le sang ayant coulé, le visage pâlit sans néanmoins paraître moins calme; la respiration se fait bien, sauf deux larges inspirations auxquelles succèdent deux profondes expirations. En ce moment, la malade porte la main à sa gorge où elle sent, dit-elle, quelque chose qui la serre. (J'avais oublié de dire que, long-temps avant l'opération, elle a éprouvé la même sensation hystérique.) Le pouls exploré est à 95 par minute.

Pendant la section des os, tout entretien avait cessé. A l'instant où j'abattais l'angle du tibia, retenu par quelques lamelles osseuses, la malade comme si elle eût été instinctivement avertie, par le bruit de la scie, de ce qui se passait, éleva la voix et dit: *Oh! Messieurs... que je vous donne de peine... que je suis reconnaissante de toutes les attentions que vous avez pour moi!....* Ces paroles furent prononcées lentement, sans émotion, avec diverses inflexions de voix qui les rendaient touchantes et semblaient les harmoniser parfaitement à la circonstance.

Les artères tibiales furent liées; les chairs lavées à grande eau, et la réunion pratiquée par première intention, à l'aide de bandelettes agglutinatives. L'un des fils fut attiré vers la commissure antérieure des lambeaux, l'autre vers la postérieure. Le reste du pansement eut lieu comme d'habitude.

Le pansement terminé, le pouls, de nouveau exploré, donne 128 pulsations par minute ; peu de temps après, 110 seulement. La respiration se fait comme à l'état normal. Toute sensation pénible à la gorge a disparu.

Vers une heure, la malade est transférée dans son lit, le membre amputé placé sur un coussin peu élevé. Un quart-d'heure après, elle est éveillée, en quelques secondes, par son magnétiseur, placé à la distance de deux mètres. Tout-à-coup, elle ouvre les yeux et salue amicalement ceux qui l'environnent. Pendant dix minutes, elle s'entretient avec eux sans s'apercevoir de ce qui a été fait. Puis, jetant un coup d'œil sur son lit, elle remarque, chose qui n'existait pas les jours précédents, une petite élévation. Aussitôt elle sourit et s'écrie, un peu émue: *Ah ! c'est fini, je le vois, quel bonheur ! merci, messieurs, merci !* Priée de dire ce qu'elle a ressenti ou éprouvé pendant le sommeil magnétique, elle répond : *Je ne sais rien, je n'ai ressenti aucune douleur, je ne me souviens de rien.*

Un des assistants lui demande alors: Comment donc avez-vous su tout à l'heure que l'opération était faite? *Sans cette élévation qui est au-dessus de mes genoux*, dit-elle, *je ne m'en serais pas aperçue sitôt, car je ne souffre pas du tout en ce moment.*

Une demi-heure après, une sensation de chaleur se développe vers le moignon; elle est tellement faible que le reste de la journée Mademoiselle D'Albanel fut d'une gaîté surprenante. A six heures du soir, on remarque un peu d'inquiétude, d'impatience. Ces phénomènes sont dus à l'absence du magnétiseur; ils cessent par sa présence.

Prescription : Diète, sirop de groseilles.

A sept heures du soir, la malade est endormie du sommeil magnétique, et réveillée à minuit, sur sa demande. Le calme, d'abord interrompu par quelques soubresauts vers le membre amputé, n'est complet qu'à trois heures et demie du matin, à l'arrivée du médecin. De trois heures et demie à six heures, sommeil profond; pas un seul mouvement. A six heures, un peu d'agitation des doigts qui cesse, vers sept heures, avec le réveil. En ce moment, le pouls donne 86 pulsations par minute, la respiration est à 16.

3 OCTOBRE. Dans la journée, le visage se colore; la langue se recouvre d'un enduit blanchâtre; la soif devient vive; des tiraillements se font sentir à l'estomac. Pour les apaiser, on donne, quoique l'appétit soit nul, un verre de bouillon de bœuf. En pareil cas, la malade s'est toujours bien trouvée de ce remède. Le ventre est un peu tendu; quatre évacuations alvines ont eu lieu dans la journée.

Vers quatre heures, pouls à 96, régulier, assez résistant. Battements du cœur un peu forts, sans bruit de souffle. Murmure continu dans l'artère carotide droite. A plusieurs reprises, légère constriction à la gorge. Par intervalles, élancements au moignon, sensation de chaleur et d'engourdissement. Parfois il semble que des douleurs partent des doigts du pied correspondant au membre amputé, pour s'élever vers la jambe où elles s'arrêtent.

Dans la journée, malgré ma défense, un grand nombre de personnes ont visité indiscrètement la malade; elle s'est montrée d'un enjouement qui n'a pas peu surpris les visiteurs.

A dix heures du soir, magnétisation. Calme

interrompu seulement par trois ou quatre soubresauts vers les membres inférieurs. Dégagement et réveil à une heure et demie après minuit.

A deux heures du matin, sommeil naturel; réveil à six heures.

4 OCTOBRE. Les tiraillements d'estomac reparaissent, et huit cuillerées de bouillon sont ingérées. Appétit nul; absence de selles dans la journée. Par instants, constriction laryngée. Le pouls est à 90, la respiration normale.

Sous tout autre rapport, rien de nouveau. Même traitement.

La nuit est paisible; le sommeil dure sans interruption, depuis minuit, jusqu'à six heures du matin.

5 OCTOBRE. Au réveil, tiraillements, sensation de chaleur et de tension vers le moignon.

Langue humide, rosée à sa pointe et à ses bords, recouverte, au centre, d'un enduit blanchâtre, peu épais. Appétit naissant, coliques légères par intervalles, absences de selles depuis trente-six heures, un peu de sonorité vers la région iliaque droite. Pouls à 90, respiration normale, chaleur de la peau naturelle. Rien de notable du reste.

PRESCRIPTION POUR LA JOURNÉE : Un verre d'eau de Sedlitz, raisins verts, huit cuillerées de bouillon aux herbes.

De trois à six heures, les coliques ont cessé pour ne plus reparaître ; quatre évacuations alvines dans l'après-midi.

Le soir, la malade n'est point magnétisée et dort, d'un profond sommeil, depuis minuit jusqu'à sept heures et demie du matin.

6 OCTOBRE. A deux heures après midi, magnétisation pour le pansement. Les pièces de l'appareil sont teintes, en rouge foncé, par de la matière séro-sanguinolente en dessication. Excepté quelques gouttes de cette même matière, absence presque complète de suppuration. Agglutination parfaite des lèvres de la plaie. Entre ces lèvres, on découvre, après l'ablation de plusieurs

bandelettes agglutinatives, noircies par le sang, un filet blanchâtre de matière plastique. Plusieurs des bandelettes, à peu près intactes, sont laissées à demeure.

La levée du premier appareil n'occasionne aucune douleur, pas la moindre plainte, pas le moindre geste. Au réveil, quatre secondes après, sourire, aménité, sentiment de bien-être et de satisfaction. Nulle conscience de ce qui vient de se passer.

Langue humide, rosée, dépouillée de tout enduit. Appétit bon, point de coliques, ventre souple, peu développé, une selle liquide. Pouls à 100, un peu faible, facile à déprimer. Respiration libre, à 18. Léger serrement à la gorge. Chaleur de la peau normale.

Prescription pour la journée. Café au lait, bouillon, raisins verts, continuation de la limonade avec le sirop de groseille dont la malade se dégoûte.

Sommeil naturel, depuis neuf heures du soir jusqu'à cinq heures du matin. Désormais, la magnétisation n'est guère employée que pour le pansement.

7 OCTOBRE. Au réveil, légère sensation de chaleur au membre amputé. Appétit bon, soif médiocre. Point de selles depuis hier matin, absence de coliques. Pouls à 100; la malade a déjà pris une tasse de café au lait avec quelques tranches de pain. Le serrement de gorge a complètement disparu. Chaleur de la peau naturelle. Visage coloré comme en pleine santé.

PRESCRIPTION. Un quart de verre d'eau de Sedlitz; au midi, bouillon, raisins verts; au soir, id. id. Vin coupé avec de l'eau.

Sommeil naturel, depuis neuf heures du soir, jusqu'à six heures du matin.

8 OCTOBRE. Pansement le matin. Les pièces de l'appareil sont imbibées de matière sanguine et purulente en petite quantité.

La cicatrisation est complète, excepté aux deux extrémités du moignon où passent les fils employés pour la ligature des artères. De ces deux points s'échappent deux gouttes de matière purulente.

L'appétit est toujours bon, le ventre libre.

Pouls, le matin, à 112 ; le soir, à 76. Rien de remarquable ailleurs.

PRESCRIPTION. Ut suprà.

9 OCTOBRE. Rien de nouveau.

10 OCTOBRE. Le membre amputé a été pansé à onze heures du matin, la malade étant magnétisée. Même calme que de coutume. Quelques gouttes de matière purulente se sont encore écoulées par les points du moignon où passent les ligatures artérielles. Rien de notable du reste.

PRESCRIPTION : Café au lait (c'est l'habitude de la malade) ; côtelette d'agneau, bouillon. Vin coupé avec de l'eau.

11 OCTOBRE. Rien de nouveau.

12 OCTOBRE. Pansement, le matin à onze heures. Toutes les bandelettes agglutinatives ont été définitivement enlevées. Au dessous, on voit une cicatrice rosée. Une traction légère sur les fils, servant de ligatures, a suffi pour les détacher ; en ce moment seulement, trois gouttes d'un liquide séro-purulent se sont fait jour.

Après le pansement, la malade est transportée sur un fauteuil, le membre amputé, appuyé sur un tabouret. Elle est restée dans cette position, jusqu'à cinq heures du soir, sans éprouver la plus légère souffrance. Vers le soir, le visage se colore, des maux de tête se font sentir sans néanmoins que le pouls devienne ni plus fort, ni plus fréquent. Ces symptômes se dissipent bientôt et ne sont, au dire de la malade, que le résultat de rires prolongés pendant l'après-midi.

Prescription : Ut suprà.

13 octobre. Pansement à midi, la malade étant éveillée. Pour la première fois, elle a ressenti des douleurs. Elles ont été occasionnées par une légère pression exercée sur le moignon, dans le but de s'assurer qu'il n'est le siége d'aucune fluctuation. Une demi-goutte de liquide séreux, à peine rougi par le sang, s'est écoulée des points où passaient les ligatures.

Après le pansement, la malade a désiré sortir; permission lui a été accordée. De sa chambre, élevée au deuxième étage, elle s'est transportée, à pied, sans fatigue, dans un jardin, éloigné de trois cents mètres, où elle est restée jusqu'à quatre heures. A son arrivée au jardin et à son retour, elle est magnétisée et endormie dix minutes, pour calmer l'émotion qu'ont fait naître les regards empressés des voisins. Pendant la marche, il y a eu quelques étourdissements, quelques palpitations de cœur. Le pouls est toujours normal, l'appétit excellent.

14 et 15 OCTOBRE. Comme le jour précédent, la convalescente est sortie, et est allée dîner chez une de ses amies.

16 OCTOBRE. Pansement à midi. Absence complète de suppuration. On ne remarque, à la surface du moignon, que des croûtes brunes, noirâtres, provenant de matière purulente desséchée. Au-dessous, on découvre la cicatrice offrant une couleur violacée. Pour ce pansement final, Mademoiselle D'Albanel, quoique radicalement guérie, a craint de souffrir et a été magnétisée une dernière fois.

JOURS SUIVANTS. Gaîté, enjouement continuels; chaque après midi, promenades, avec le secours de béquilles, en attendant un membre artificiel.

Depuis le 16 octobre 1845, aucun accident n'est venu entraver la guérison.

INSPECTION DU PIED. Les parois des conduits fistuleux sont formées par un tissu épais, lardacé, semé çà et là de parcelles osseuses. Les surfaces articulaires de l'astragale, du scaphoïde, du cuboïde et du calcaneum sont détruites ou ramollies par la carie. Ce dernier os est perforé transversalement; une espèce de voûte osseuse s'élève de sa partie supérieure et s'étend au cuboïde avec lequel elle est intimement soudée. En dehors, le calcaneum est d'un noir mat et conserve, en partie, sa consistance normale; en dedans et antérieurement, il est ramolli et baigné par de la sani noirâtre au milieu de laquelle nagent des débris osseux. Autour des os altérés, entre les surfaces articulaires particulièrement, on remarque une matière gélatiniforme grisâtre ou plus ou moins colorée par le sang.

TÉMOINS DE L'OPÉRATION:

MM. DURAND, professeur de philosophie, magnétiseur de la malade.
GIBON, docteur médecin.
DELENTE, garde-magasin comptable des lits militaires.
DARAGON, professeur.

www.ingramcontent.com/pod-product-compliance
Ingram Content Group UK Ltd.
Pitfield, Milton Keynes, MK11 3LW, UK
UKHW022208190726
13855UKWH00004B/1672

9 782013 038287